# NOTICE

## SUR LES EAUX ET LES BOUES THERMO-MINÉRALES

### SULFUREUSES

# DE SAINT-AMAND

(NORD).

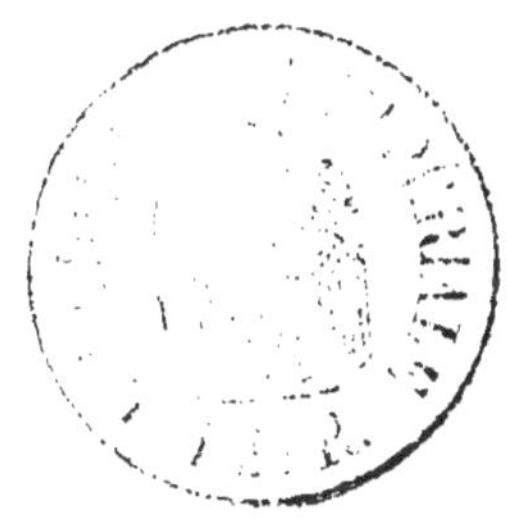

L'usage des eaux minérales de Saint-Amand remonte à des temps très-reculés. Dans le premier siècle du christianisme, les Romains y avaient formé un établissement sanitaire très-important, qui fut détruit, probablement en 407, lorsque les peuples du Nord entrèrent dans les Flandres; ou lorsqu'un péu plus tard, en 445, les Francs pillèrent, brûlèrent Tournay, ravagèrent tout le pays, et y détruisirent pour toujours la domination romaine.

Depuis lors jusqu'au quinzième siècle, un voile épais s'étend sur tout ce qui concerne les eaux; ce dont on ne peut s'étonner quand on pense aux ténèbres dans lesquelles fut plongé le moyen âge, aux guerres incessantes dont les Flandres furent le théâtre, et à l'instabilité des pouvoirs qui les gouvernèrent.

Cependant tout porte à croire qu'elles ne furent jamais complétement abandonnées; du moins, il est certain que dans le quinzième siècle elles étaient recherchées par les habitants de la contrée, qui y trouvaient un remède assuré contre la gravelle, maladie à laquelle les Flamands étaient alors très-sujets.

Après la bataille de Lens, en 1448, l'archiduc Léopold, gouverneur des Pays-Bas, atteint lui-même d'une affection de cette nature, vint faire usage de ces eaux, qui dissipèrent complétement sa maladie; cette guérison, opérée sur la personne d'un souverain, eut beaucoup de retentissement, et commença la réputation que ces moyens de traitement eurent depuis.

Les terres sur lesquelles se trouvaient ces sources d'eaux minéralisées appartenaient alors à la célèbre abbaye de Saint-Amand. D'après les conseils de l'archiduc Léopold, elle entreprit de grands travaux pour conserver aux eaux toute la pureté qu'elles avaient à leur point d'émergence, et loger les nombreux malades qui, de toutes parts, venaient leur demander la guérison; mais elle dut les abandonner, à cause des difficultés que présentait l'établissement de constructions sur des terrains mouvants, partout pénétrés de sources puissantes, qui plusieurs fois les renversèrent. Une autre circonstance contribua aussi à cet abandon : ce fut la guerre qui survint entre la France et l'Empire, et qui eut, comme on le sait, pour résultat la conquête, faite par Louis XIV, du Hainaut, dont Saint-Amand faisait partie.

Cependant le pays voyait des cures admirables se multiplier tous les jours aux eaux de Saint-Amand. Le roi, d'après l'avis de Fagon, son médecin, et du maréchal de Boufflers, gouverneur de la province, ordonna de reprendre les travaux commencés, et ils furent cette fois conduits à bonne fin, sous la direction du maréchal de Vauban, aux frais des villes de la contrée qui avoisinaient l'établissement.

C'est pendant qu'on les exécutait qu'on mit à découvert les ruines des bains construits par les Romains, au milieu desquelles on trouva des statues de grandeur colossale, un nombre très-considérable de médailles à l'effigie de Jules et Auguste César, de Vespasien, de Néron et de Trajan; des urnes funéraires, encore remplies de cendres, et beaucoup d'autres objets à leur usage, qui tous attestaient et le long séjour qu'ils avaient fait dans le pays, et la cause qui les y avait retenus.

Auprès des sources d'eaux minérales existait, comme il existe encore, un bassin de boues formées de terre de natures diverses, dans lesquelles pénètrent une infinité de petites sources d'eau sulfureuse. Jusqu'à la fin du seizième siècle, rien n'indique qu'elles aient été employées dans les maladies ; mais à cette époque une circonstance fortuite en révéla l'efficacité dans une affection de la peau , et par suite dans beaucoup d'autres.

Les mineurs du roi, employés aux constructions dont on a parlé plus haut, furent obligés de les quitter pour aller au siège d'Ath, où il leur survint des plaies ulcérées sur tout le corps, mais principalement aux jambes ; après la prise de cette ville, ils revinrent reprendre leurs travaux aux thermes de Saint-Amand, et s'y guérirent de leurs plaies en travaillant dans les boues ; ce fait attira l'attention de tous les médecins du pays : ils conseillèrent ce moyen de traitement dans les affections de la peau, puis ils en étendirent l'usage aux maladies internes. Après quelques années d'observations, ils considérèrent les boues comme étant d'une efficacité bien supérieure à celle des eaux ; le temps et l'expérience ont confirmé ce fait ; aussi les boues sont-elles aujourd'hui le principal moyen de traitement des thermes de Saint-Amand.

Dès que l'action curative des boues eut été bien établie, le bassin qui les contenait fut environné de bâtiments pour les mettre à l'abri des intempéries de l'atmosphère, et ils firent partie d'un ensemble de constructions qui comprenait un hôpital militaire , un hôpital civil et un hôtel pour recevoir des malades pensionnaires.

C'est dans cette situation que se trouvaient les thermes de Saint-Amand quand, après un siècle, notre grande révolution arriva ; ils passèrent alors à l'État avec les immenses domaines de l'abbaye de Saint-Amand, et comme tant d'autres propriétés nationales, ils subirent la fâcheuse influence de l'époque. L'hôpital fut supprimé ; le 18 frimaire an ix, un incendie réduisit l'hôtel en cendres, et les autres bâtiments, laissés sans réparation, tombèrent en ruines, au point que le roi Louis de Hollande, père de Napoléon III, qui était venu prendre les boues en 1806, dut se loger hors de l'établissement.

En 1835, le gouvernement céda les thermes de Saint-Amand au département du Nord. Aussitôt après, on y commença des travaux dont le complément, qui vient de s'effectuer cette année, en a fait l'un des plus beaux établissements de ce genre qui existent en France.

Les thermes se composent aujourd'hui d'un bâtiment d'un même aspect extérieur, renfermant les logements nécessaires à une centaine de malades ; au centre et à l'intérieur se trouvent trois sources, dont une plus riche en principes minéralisateurs que les deux autres, près desquelles sont vingt-quatre cabinets de bains et de douches ; l'une des extrémités de cette grande habitation se relie à une vaste rotonde vitrée qui renferme le bassin de boues, que divisent cinquante-deux cases pour les baigneurs, chacun ayant la sienne pendant la durée de son traitement.

Un autre bâtiment, non moins étendu que le précédent, auquel il communique, renferme des appartements pour l'hiver, et une salle de quarante mètres de longueur remplie de jeux, à l'étage est une chapelle où la messe se dit le dimanche et les jours de fête. Les adjonctions à l'ancien établissement, qui vient d'être complétement réparé, ne sont pas les seules améliorations que les thermes ont reçues : une nouvelle organisation des douches en a rendu l'action beaucoup plus puissante qu'elle ne l'était; les boues des cases, après le départ des malades, sont remplacées par d'autres, de même nature, tenues en réserve; enfin, une autre administration leur assure, soit par le confortable de la nourriture, soit par des soins particuliers, plus de bien-être qu'ils n'avaient eu jusqu'à présent.

L'établissement renferme des jardins, de vastes pelouses, de belles charmilles, et le tout vient aboutir à une magnifique forêt dans laquelle sont ménagées de délicieuses promenades, dont l'une d'elles, dite l'*Allée du Prince*, a été faite par les ordres du roi Louis de Hollande, en reconnaissance des heureux effets qu'il avait éprouvés, dans un cas maladif très-grave, des boues de Saint-Amand.

Les thermes sont à trois kilomètres de la ville de Saint-Amand, à onze de Valenciennes et à quatorze de Tournay. Dans les environs se trouvent les beaux châteaux des princes de Ligne et de Croï; ainsi que le village de Bonsecours, lieu de pèlerinage des habitants de la contrée. C'est d'une habitation, tenant à l'établissement, dite *le Petit Château*, que le général Dumouriez passa à l'ennemi, le 4 avril 1793.

Il existe plusieurs analyses des eaux et des boues minérales de Saint-Amand. Les plus récentes ont été faites par Caventou, Kuhlmann et Pallas. Ce dernier chimiste a procédé sur les lieux mêmes, ce qui peut faire donner la préférence à son travail, qui a été publié dans le recueil des *Mémoires de médecine et de chirurgie militaire* (vol. IV). En voici les résultats :

Quatre litres d'eau ont donné à Pallas, sous la température de 21 degrés du thermomètre centigrade :

| | |
|---|---|
| Gaz acide carbonique...... | 2,200 |
| Sulfate de chaux...... | 2,445 |
| Id. de magnésie...... | 1,748 |
| Hydrochlorate de magnésie...... | 0,200 |
| Id. de soude...... | 0,152 |
| Carbonate de chaux...... | 0,774 |
| Id. de magnési...... | 0,236 |
| Fer...... | 0,100 |
| Silice...... | 0,060 |
| Matière résineuse...... | 0,000 |
| Perte...... | 0,085 |
| | 8,000 |

A l'aide du sulfhydromètre de Dépasquier, M. Pésier, chimiste distingué, à Valenciennes, a trouvé qu'un litre de cette eau fournissait une quantité de soufre égale à 0,000,509.

Les boues sont noires, répandent une odeur sulfureuse très-prononcée et marquent 20⁰ au thermomètre de Réaumur. Elles se composent de trois couches de terre de nature différente : la première, la plus superficielle, est une couche de tourbe argileuse; la seconde, de l'argile, et la troisième un silex fin, uni à du carbonate de chaux sous la même forme. C'est à travers cette dernière couche, qui a deux mètres et demi de profondeur, que, dans un espace de 729 mètres carrés, sourdent une infinité de petites sources d'eau sulfureuse, qui délayent les deux couches supérieures et les mettent à l'état de boue.

Cent grammes de cette substance ont donné à Pallas :

| | |
|---|---:|
| Gaz acide carbonique | 0,010 |
| Acide hydro-sulfurique | 0,003 |
| Eau | 55,000 |
| Matière extractive | 1,220 |
| Id. végéto-animale | 6,880 |
| Carbonate de chaux | 1,509 |
| Id. de magnésie | 0,568 |
| Soufre | 0,200 |
| Fer | 1,450 |
| Silice | 30,400 |
| Perte pendant l'opération | 2,700 |
| Total | 100,000 |

Il résulte de ces analyses un fait bien remarquable,

qui n'avait pas encore été signalé jusqu'à ce jour. On ne peut douter que les eaux, qui délayent les terres siliceuses du sol et les mettent à l'état de boue, ne proviennent de la même source que celles des fontaines ; cependant elles n'y ont pas la même composition ; ainsi on n'y trouve plus de sulfate de chaux soluble, qui est en si grande quantité dans les eaux ; l'acide carbonique s'y réduit à rien ; tandis qu'elles renferment du soufre, du fer et des matières extractives végéto-animales que les eaux ne contiennent pas, ou du moins ne contiennent qu'en très-faible proportion. Il est donc évident que ces liquides éprouvent des changements pendant leur mixtion avec les terres du sol ; en traversant les couches d'argile, si chargées de matières végéto-animales, le sulfate de chaux se décompose et forme avec le fer un sulfate auquel les boues doivent probablement leur teinte noire. Au reste, à n'en juger que par leurs propriétés physiques, il est visible qu'elles renferment beaucoup plus de principes sulfureux que les eaux des fontaines, ce qui peut encore s'expliquer par l'évaporation qu'elles éprouvent dans le bassin, et par suite le dépôt qu'elles y laissent de leurs principes minéralisateurs.

Sans attacher plus d'importance qu'il ne faut aux analyses des eaux minérales, tout en pensant, avec Chaptal, que ceux qui s'occupent de leur examen n'analysent que leur cadavre ; qu'on ne peut en tirer aucune déduction indiquant d'une manière certaine les maladies auxquelles elles sont convenables, d'autant plus que l'on voit des eaux qui ne fournissent aux chimistes aucune substance qui les différencie de l'eau commune, opérer chaque jour des guérisons extraordinaires ; on ne peut pas cependant s'empêcher de remarquer combien les boues de Saint-Amand sont riches en agents théra peutiques , puisqu'un seul kilogramme contient 14 grammes de fer, 2 de soufre et 68 de matières végéto-animales.

La température naturelle de ces boues est de 20° Réaumur. Cette chaleur, suffisante pour les personnes peu sensibles au froid, ne l'est plus pour d'autres plus impressionnables ; elles sont pour elles artificiellement chauffées, sans que cette opération leur fasse rien perdre de leur efficacité.

Les effets que les eaux des thermes de Saint-Amand exercent sur l'économie sont ceux de la plupart des eaux sulfureuses salines. Le plus ordinairement, elles accélèrent la circulatiou, augmentent la sécrétion des intestins, activent l'action des reins. La plupart des malades sont pris d'une légère diarrhée pendant les premiers jours de leur entrée dans l'établissement, mais elle ne tarde pas à se dissiper, sans qu'aucun moyen ait été employé pour la combattre.

Les bains de boues occasionnent presque constamment des démangeaisons sur toute la peau ; parfois ils paraissent augmenter les douleurs, mais cette exaspération de la maladie se calme bientôt, et elle marche plus ou moins rapidement vers une heureuse terminaison.

Comme cela se fait observer dans tous les établissements d'eaux minérales, à Saint-Amand les malades n'éprouvent quelquefois de bons effets de leur traitement qu'après qu'il a cessé. Presque toujours l'amélioration qu'ils ont éprouvée quand la guérison n'est pas complète, se continue pendant plusieurs mois après leur sortie.

Dans la plupart des cas, la douche précède le bain. Elle est de force et de durée variées, selon les circonstances ; un médecin surveille leur administration ; on la reçoit sur la partie affectée, mais le plus souvent sur celle qui l'avoisine, et, aussitôt qu'elle a rougi, tuméfié la peau, que la faculté absorbante de cette membrane a été ainsi accrue, le malade entre dans la boue, où il reste trois à quatre heures consécutives. Il s'y met ordinairement de cinq à six heures du matin ; pendant ce temps, il lit, écrit, joue avec son voisin aux cartes, aux échecs, aux dames, aux dominos ; la plupart des dames s'occupent de travaux d'aiguille, et tous y font un repas ; ce bain n'a donc rien de désagréable pour eux.

Les maladies contre lesquelles les moyens de traitement que renferment les thermes de Saint-Amand ont le plus d'efficacité sont assez nombreuses. Voici ce que dit à ce sujet M. Constantin James, dans son excellent *Traité des eaux minérales* (3° édit.).

« Les boues provoquent souvent vers la peau, surtout au début de la cure, une légère éruption rappelant assez celle qu'on observe à Loëche ou à Schinznach ; souvent alors il survient un mouvement fébrile, qui se dissipe en même temps que l'éruption; du reste, celle-ci ne paraît exercer qu'une influence secondaire sur le traitement.

«Les bains de boue produisent d'excellents effets dans l'atrophie des membres, les foulures, la roideur des articulations et surtout dans les affections rhumatismales ; elles ont plus d'une fois réussi merveilleusement en rappelant à l'extérieur certains venins cachés, certaines humeurs répercutées que les eaux les plus puissantes n'avaient pu en quelque sorte déraciner de la constitution. Enfin, tous les anciens auteurs qui ont écrit sur les boues de Saint-Amand vantent leur efficacité contre les engorgements passifs du foie, les obstructions qui résistent si souvent aux médications les mieux dirigées. »

Il faut ajouter qu'on a constaté, d'après une longue observation, que l'emploi simultané des eaux et des boues est éminemment utile dans toutes les maladies du système lymphatique; dans tous les engorgements des tissus blancs, comme ceux résultant du rhumatisme articulaire, de la goutte; que les eaux sont très-utiles dans la gravelle, dans les catarrhes chroniques de la poitrine sans tubercule ; que les boues conviennent dans la névralgie, mais surtout dans celle du nerf sciatique; dans la plupart des dartres, dans les paralysies idiopathiques, et même dans celles qui se rattachent à une affection de la moëlle épinière [1]; tandis qu'elles sont impuissantes contre les paralysies dépendantes des maladies du cerveau.

L'excitation si grande, produite par les puissants moyens de traitement que renferment les thermes de Saint-Amand, dit assez qu'ils seraient contraires dans les affections qui s'accompagnent de fièvre. Il ne faut pas non plus en faire usage toutes les fois que l'estomac est vivement irrité ; ils causeraient aussi de fâcheux effets dans les maladies du cœur et des gros vaisseaux.

La composition des eaux minérales est généralement la même dans tous les temps de l'année ; cependant on n'en fait usage que dans la belle saison, parce que la chaleur atmosphérique en favorise les effets, et offre d'ailleurs plus d'attraits pour les voyages qu'on est presque toujours obligé de faire dans ces circonstances; et, pourtant, que de causes ne peuvent pas empêcher un

---

[1] L'établissement ne reçoit pas les malades arrivés à l'état de *gâcheux*.

malade de se rendre à cette époque dans un établissement thermal et le forcer à attendre sept ou huit mois pour y aller, bien qu'il y ait pour lui nécessité de recourir à ce nouveau traitement, après avoir vainement employé tous ceux de la médecine ordinaire, afin de prévenir l'aggravation de sa maladie, son incurabilité, peut-être, par l'effet des temps froids et humides, de l'automne, de l'hiver qui, presque toujours, exaspère celles de nature inflammatoire ! Pour ces motifs, dont on ne peut méconnaître la justesse, les thermes de Saint-Amand resteront ouverts jusqu'à la fin de novembre ; à cet effet, on y a établi des appartements d'hiver, et tout y a été disposé pour mettre les malades dans les conditions les plus favorables au succès de leur traitement.

On a vu plus haut quelles sont les maladies contre lesquelles les eaux et les boues de Saint-Amand s'emploient avec le plus grand avantage ; on a vu aussi quelles sont celles qu'elles ne pourraient qu'aggraver ; mais il en est d'autres qui, sans être augmentées, leur resteraient le plus souvent réfractaires : ce sont les maladies dites nerveuses, et la plupart de celles de la matrice ; or, pour ces sortes d'affections, il existe une médication spéciale, bien supérieure à toutes les autres : c'est *l'hydrothérapie,* ou l'emploi méthodique de l'eau froide, qui est également mis en usage, mais avec moins de succès contre d'autres affections, dans les établissements consacrés à ce genre de traitement.

L'établissement thermal de Saint-Amand ne contient pas seulement des eaux minérales, il renferme aussi des sources abondantes d'eau simple, très-pure qu'on vient d'utiliser pour cette méthode curative. On y trouve des douches écossaises, d'autres d'eau froide, en colonnes de forme et de force variées ; des douches en cercle, en pluie ; des bains de siége à courant continu ; des bains d'air chaud pour provoquer la sudation, quand il n'est pas préférable de l'exciter par l'emmaillotement du corps ; tous moyens de traitement qui sont également dans les autres établissements hydrothérapiques ; mais ce qu'on ne voit dans aucun, et qui se trouve aux thermes de Saint-Amand, c'est un bassin d'eau assez grand pour y nager facilement, dont la température peut varier à volonté de 8° à 18° Réaumur, de sorte qu'on peut s'y baigner à une époque avancée de l'année.

Paris.—Imprimé chez Bonaventure et Ducessois,
55, quai des Grands-Augustins.